www.ingramcontent.com/pod-product-compliance
Lightning Source LLC
Chambersburg PA
CBHW071422210526
45465CB00001B/492
9798608288654